亀仙流

気力養生訓

目次

長命の元　44

この本を読む効果

現代人は悪癖を持っている。
テレビを見ながら食事をしたり、無意識に行動する。
全ての行動を無意識で行なうようになると、創意工夫が無くなる。
そして老化が進み、痴呆になる。

餓鬼の地獄

人間の落ちる地獄である。
最も落ちやすい地獄である。
今は個々ではなく世間全体がそうである。
この事実は誠に恐ろしい。
個々の人間は、食べ物のことばかりを考えている。
何時食べる、美味しいものを食べる、何処で食べる、誰と食べる。
頭の中は常時食事の事で、楽しみは食が主である。

テレビも新聞も食べ物のことが主体である。

世間がこういう状態になると、社会はメタメタである。

この本を読むと普段の行動がいかに悪癖であることかが理解できる。

無意識が一種の病気であることを気づくのである。

自己反省が出来る。

業（悪癖）からの離脱

人間と野犬の禅問答

野犬と公案

人間が野犬に曰く、「汝等は無知であるから、論語・養生訓を勉強せよ」

野犬、答えて曰く、「なにを言うか、馬鹿人間ども」

怒って曰く、「その必要なし、愚かな人間よ！　汝等こそ論語・養生訓の勉強、必要有り」

人間答えて曰く、「汝等愚かなるもの悲しい」

野犬答えて曰く、「愚かなる人間よ、我を見よ、われわれの社会には犯罪も人殺しも、また売春もない、必要もないのに快楽のために他の動物は殺さない」

「われわれは質素で、無駄は使いはしない。あるがままに生きて楽しい汝等哀れなるものよ、我を見習い、また論語を勉強し、幸福を得るべし」

人間に曰く、「それでは聞く、汝等社会に医者有りか、いなや。我らは医者によってウイルス系の病気をただちに治すことが出来る」

野犬答えて曰く、「汝等の医者は生活習慣病を治すことできるか？」

人間答えて曰く、「原因が分からないから治すことは不可能なり」

野犬曰く、「われわれは生まれながら本草学を神から与えられ会得し、病気の時はクスリなる草を捜し、それを食し病気を治す、必要に応じ笹を食べて吐き、また時には断食するなり」

人間答えて曰く、「それでは聞く、汝等無線有りやいなや？」

野犬答えて曰く、「われわれに無駄はない。必要な時・範囲で全てことが遠吠えで連絡可なり」

人間曰く、「是非入門許可お願いする」

野犬答えて曰く、「増長慢（自惚れた人）下がれ！」

人間曰く、「押して入門許可お願いする」

野犬答えて曰く、「莫妄像（頭に霞がかかった人）下がれ！」

人間曰く、「押して 入門許可お願いする」

野犬答えて曰く、「無なり」

これは野犬・オオカミのことである。

飼い犬ではないのである。

この本の特徴は、実体験を主としていることである。

小生が経験したことで、医学の間違いを正す。現代の医学では病気が治る道理がないのだ。

人間は何故病気になるか

最近の人間の顔色はどす黒く、子供は青く、農薬と白米の過食で内臓全体が弱っている。男性は、男性にも関わらず、乳房が女性のように膨らんでいる人をみかける。。内臓が弱りそれを守るために、女性ホルモンが出ているので、内臓は痛んでいる。しかし、自分は健康だと思っている。

誠に気の毒な状態である。

真に健康になるためには、この書を読むと健康というものが如何なるものか、理解できる。

医者の診断でも間違いなく、患者は病気ではなく、健康と判断するのだ。

医学の不備

間違った治療法

患者が医者のところに行き、このごろは足が弱って困っていると相談すると、医者は「毎日散歩しなさい」と答える。
農薬と白米を食していると、骨が弱りその為にコンクリートの上を歩く足は益々弱り足が駄目になる。

正しい治療法

小生なら、こう答える「先ず農薬と白米を食べないで、土の上を歩きなさい」

病院と死

妻の父の死

妻の父の死の時にガンであったが、糖尿病でもあったので、まさか手術はしないと小生は思っていた。

しかし、手術をされ、糖尿病でもろくなっていた血管が繋がらず、再手術をして一週間で亡くなった。

友人と植木屋の死

風邪を引き、最も安全な病院に入院して、院内感染であっと言う間に亡くなった。

小生の病気

胃潰瘍の手術で、治っている十二指腸まで取られて、胃液の逆流を起して、酷い苦しみを味わった。

従兄弟と死

肺炎で入院したが点滴であっと言う間に死亡した。肺炎は栄養過剰の結果で起こる病気。栄養を入れると死ぬ。肺炎で死ぬ事はない。小生は五回も罹患したが、全て治っている。肺炎になると食欲がなくなるが、食べないと自然に治る。肺炎が死亡の順位の三位である。医者は治すより金儲けに従った治療法を行い患者を死亡させている。

会社の友人

将棋の会の八十才を超えていた友人が、風邪を引き、安全な病院に入院したが、院内感染であっと言う間に亡くなった。

小生が入院したときの友人

入院期間が長く、農薬のかかった白米を長期間にわたり食し、抵抗力を失った。小生が退院後、農薬のかかっていない白米を勧めると、元気になった。

レントゲンの過剰照射で亡くなった人も知っている。

医学と『陰陽理論中道』の理論

医学は陰陽理論、中道の理論を知らないと病気の原因を解明できない。体温は如何にして上がるかという理論も理解できない。

後述するが、左の呼吸は体温を下げ、右の呼吸は体温を上げるのだ。

このシステムが理解できないと、風邪が細菌を殺すということが理解できないのだ。

ここに記載されてあることは、全て実体験に基づく正論である。

この本を読むと病気になることはないのだ。

気とは

気の働き

太陽からの気は左手から入り、心臓を通って丹田に入り、蓄積される。

西洋人は心臓で止まり、東洋人は丹田まで行く事は、大変に重大である。

西洋人は狩猟民族であるから、左脳の『読み書きそろばんと保身』だけで生活している。

東洋人は農耕民族である。農耕民族は農耕の成功のために複雑な思考が必要となる為に、本能右脳その他『読み書きそろばんと保身』で生活している。

本能と右脳

本能は人間本来先祖から受け継いだ治癒法である。
四百五十年前は平均寿命は十三才であった。
しかし先祖が研究に研究して、現在百二十五才近くなっている。
右脳は本能の働きを活用する力である。

短命の原因

短命の原因は宿便である。鳥には宿便がない。便を溜めると重くて飛べないからである。

オウムは百五十才以上生きる。

毎日便が出ているから宿便がないと思っているのは間違いである。

宿便のない人は出る便が浮いている。

その便は前の日に食した食べ物である、殆どの人が十五日分ほど溜めている。

健康の為に最も必要なことは

気の充実

気を働かすための思考。
気は全て呼吸の操作で行なわれているので、呼吸法が最も良い健康法である。
その点では、文句なしに禅である。
禅を修行して病気になることはない。

禅を修行

禅の食事は二食である。
禅は朝晩の二食である。最近は夜も食べるというが、悪習慣である。

夜の食事は昔は懐石と言って石を温めて、その石で温めた食をとり、腹を温めたのだ。完全な健康法である。

今の禅僧は三食であるので、胃が大きくなり病気になる。原因は後述しよう。

禅の修行とスポーツ

禅の修行は完全無欠な人間を作るのである。宮本武蔵は剣だけでなく、絵画や文章（五輪書）にも優れた武芸者である。

禅を修行している人で、解脱した人は全ての点に優れている。

勿論スポーツにおいては、同じ競技の人より三割以上優れている。

その原因は集中力である、野生動物と同じく本能で行動するからである。

気を活用した治療法

科学的な方法は鍼灸である。

何故かと言うと、灸は気を利用している。

病気の原因は、全て、気の停滞である。

病気の患部に気が行かなくなったことから起こる。

押して痛いところが患部である、そこで気が停滞している。灸は熱さで収縮して終わると弛緩するので、気が流れ、治る。最も科学的な方法である。

動物は

人間は万物の霊長と言われているが、生活能力のないのは人間である。人間は自然の知恵を失い、野生動物のように自分で体を治すことも出来なくなった。野生動物は自分で病気を治すことが出来る。人間にかつて備わっていた自然治癒力は消えたのである。

野生動物の生き方

動物と治療法

ライオン

自然を見よ！


ライオンは獲物を捕ると、多量に食す。彼らは一度に三十キロ～五十キロ食べるのである。

そして腹が減るまで食べない。ゴロゴロ寝て、腹式呼吸をし、気力を充実する。

彼らは腹が一番減った時、獲物を捕りに行く。彼らは腹が減っているときこそ、ここ一番の力が出る。人間も健康な人は腹が減った時に力が出るものである。

百獣の王はセックスも抜群である。繁殖期ともなれば、五時間に百五十七回も交接したそうだ。

かもしか

カモシカ、その他の羊蹄類を見よ！

彼らは普段、子供は例外として、大抵、草を食べてのんびりとして、走り回ることはないのである。

人間のように鍛えるために走り回ったり、エアロビクスをすることはない。のんびりとしてリラックスしている。肉食獣に襲われたときのみ、逃げるために全力を尽くす。人間の運動で言う激しいインターバル運動である。

猿と鳥

鳥は一夫一妻でそれで精神的に安定している。

しかし猿の世界はボス猿だけが、セックスできるのではない。乱交する。彼らは一夫一妻ではないのである。

人間は猿と同類である。

不倫をすることで、精神の安定をはかりストレスを解消している。人間も猿の種族であるので、いくら取り締まっても、売春や不倫はなくならないのである。

チータ

世界で一番の駿足であることは、皆様もご承知と思うが、彼らは腹がふくれているときは早く走ることは出来ない。腹が減った時に初めて最高の能力をだし、獲物が獲れるのである。初めは八十キロしか出ないが、腹が減るにしたがって、スピードが上がってくる。最高速度は百十キロに達するそうである。

そして獲物を手にすることが出来る。

腹が減った時に動けないと言う人は病気の前兆である。

彼らは足が最も重要であるので、歩くときにも誠に慎重である。

クジラ・甚平鮫

鯨はオキアミを食べている。

種類は少ない。某先生のように「四十何種類も食べよ」と言わない。

そんなに食べたら、食べすぎで病気になる。

「鯨と人間は違う」と言う人がいるかもしれない。

確かに歯の形から言うと、違う。

全体を食べるジャコ・桜エビ等を全体食と言う。その中の栄養は完全である。

完全食を食しているると病気になることはないのだ。

ある人がオキアミだけで生活する実験を医者と一緒にしたと新聞で見た。実験者はオキアミだけで何ヶ月間も生活できた。

実験者は脂肪肝であったが、治ってしまった。

実験のために同行した医者が驚いていた。

熊

野性の熊の冬眠を見よ。

目覚めたら直ぐに活動をする。

彼らは冬眠中に完全にリラックスしている。

冬眠の始めに、彼らは激しい腹式呼吸をして、まず免疫力を強化して、バイキンの浸入を防ぎ、呼吸を長くしてから体温を下げ冬眠に入る。

熊は冬眠中は、頭を使っていないから、血と気が頭に上がることはない。下半身に絶えず血液と気が行っているので、足が衰えることはない。目覚めたら早速獲物をとることが出来る。

人間

人間は一週間の間、寝ていると起き上がれなくなり、リハビリをする。煩悩で頭脳を使っている。主として金と食べ物のことである。

人間は物事を絶えず考えている。気と血液が常に頭に上がっている。気が常に上に上がって、下半身に気を送ることが出来なくなる。

人間は何かに常に怯えて緊張をし、リラックスすることがない。横になって、休んでもかえって疲れてしまう。全く人間は不幸な動物である。

休んで弱るのは人間だけである。人間以外の動物は休養して、元気になるのである。

犬

野犬は共同生活を営み互いに助け合って生活している。

彼らは共同で獲物を捕る。

挨拶し舐めあい、自分らが仲間であることを確認する。

挨拶をしないとき、これは敵であると考え攻撃する。

人間でも同様である。挨拶しない人は攻撃される。

挨拶は社交するためには重要なものであるが、現代では軽視する人がある。挨拶しないのは、いじめの根本的な原因を作る。

犬は順位をつけ、順位に従い行動する。飼い犬は必ず家族に順位をつけ、一番下とみなした家族のひとつ上に自分の順位を置く。

狼

狼の指導者は常に優秀である。

彼らは優秀な指導者を選択しないと獲物をとることは出来ない。又、群れをまとめる。指導者は慈悲深いことが必要である。指導者は凡庸では出来ない。

教師チンパンジー

最も人間に近い彼らは進化の途上にあるのか、歩き方があまり上手くない。上体に力が入り緊張する。

緊張を解消するために、両手を交差させ手のひらで脇の下を叩く。リラックスするための合理的なやり方である。

人間は試行錯誤して沢山の体操や運動を考え、挙げ句の果ては、何もかも分からなくなるのである。

ハイエナ

チーターやライオンは骨を食しないので風土病に罹るが、ハイエナは骨まで食すから一切の病気にかかることはないのだ。

完全食は健康の要因である。

健康は足から

特に左足

人間が老化しないために、最も大切なことは左足を強化することである。人間は美食し、過食するので、胃が過大になる。その結果左の腰が下に引き下げられる。左足を痛め、腰痛になり、背骨が曲がり、万病の持ち主になる。首の歪みから、禿頭、白髪、老眼、耳が遠くなる。

全ての行動にバランスを取る事ができるのは、足の裏を意識して歩くこと。長期に続けていると自然に足の裏に意識が行く。人間本来の姿で、人間本来の歩き方である。

絶えずリラックスしていると、自然に腹式呼吸に変わり、丹田に気が溜まり、気力が充実する。赤ん坊の歩く姿を見ると理解できる。

気と集中

集中力

食事中、テレビや他の事をすることなく、集中して食べる。そうすれば、食べ物がすべて気になる。

気とリラックス

バランスはリラックスである。
即ち、集中力である。

気の喪失

無意識の行為、全ての行為が思考がなく、無意識で行なうと、次第に気は消耗して、老化が早くなる。

コンクリートと気の喪失

コンクリートの道ばかり歩く弊害。

自然な地面と人間はコンクリートによって遮断されている。人間は地面から気の恩恵を受けることが出来ない。盆栽と同じである。

長年にわたって徐々に体から気が失われていく。コンクリートの道を毎日歩いている人は、足が弱り、そのうちに長時間立っていることが困難になる。

八十才まで生きることが難しくなる。

絶えず物を考えていると、気が分散して、気が溜まることはない。すでに半病人である。

気力と死

山本玄峰老師が「ボチボチ死にたいのだが」と言うと、お弟子さんが「この忙しい時に勘弁してください」と答えた。六か月後に亡くなった。

日本を救った山本玄峰老師

偉大なる山本玄峰老師。

山本玄峰老師は吉田総理を後援し、天皇を象徴せよと指示したので昭和天皇は戦犯にならなかった。又、有名な『耐えがたきを耐え、忍びがたきを忍び』の名文を作った人として知られている。

小生はこの老師の曾孫弟子である、山本玄峰老師→宗円老師→梅城老師→小生。公案は全て解いたが、在家であるので老師の資格はない。

気を得る

気のある場所

野原・山・林・海岸・川の側・日のあたるところ。自然な場所。

気のある飲み物

山の水・地下からわき出た水・源流の水・絞りたての牛乳・新鮮な野菜ジュース・自分の小便。

都会と山の気

木は、フンドチンと言う脂をだしている。この物質は殺菌力に優れている。山の空気は気が多いのである。田舎の人は都会の人と較べると健康である。

結核の転置療法は的確な治療法だ。

気のある食べ物生命力の強い生き物

海のもの　鮫・鯛・ふぐ・オコゼ。

川のもの　鯉・ウナギ・ドジョウ・スッポン・鯰・イワナ。

獣　イノシシ・放牧の牛・野生の鳥・羊・山羊。

畑のもの　人参・レンコン・自然薯・ゴボウ・雑草・ゴマ・野生の草・玄米。

主食　玄米・干物（天日）・そば・粟・稗・赤米・古代米。

その他　蛇・カエル・昆虫類（中国では食べる）。

気の少ない食べ物

生命力の弱い生き物、鰯・鯖・鮎・ハヤ・フナ・豚・鶏（ブロイラー）・養殖の牛・養殖された海の魚。

生命力の弱い植物

セリ・ほうれん草・白米（化学肥料）・うどん、温室の果物は気が少ないと言うことである。早く萎びる野菜、農薬をかけた野菜・果物。

鼻呼吸

口で息をする若い人は大半が口から息を吸っている。呼吸は口からするものではない。鼻は空気中の雑菌を浄化する器官だが、口から体に入った空気は雑菌を含み、雑菌が直接肺に入るのである。だから風邪を引きやすくなる。また気が取れないので免疫力も弱く、疲れ易くなる。

若い時は影響がなくとも、老齢になるに従って、影響が出るのである。

土の上を歩く

健康のためと考えて、コンクリートの道で散歩したり、またジョギングしている人がいる。健康法をやるのなら、コンクリートの道ではなく、地の道でやればよい。正しい姿勢でやらないと足を痛める率も高い。

コンクリートの道でやると足から気がとれないから、極度に疲れる。

歩きすぎ、走りすぎも痴呆の原因

足も硬化する。

走ることによる振動で足を痛めると同時に内臓も痛め、生活習慣病になる率が高くなる。

人間の足は長年の間、土の道を歩き、適応してきたので、コンクリートの道を歩くには適していない。

コンクリートの上を歩くことで足が硬化萎縮する。足と頭は相関関係にあるので、足が硬化すると頭も硬化して、痴呆になる。

医者は脳のレントゲンを見せて、硬化しているところを見せるが、単にそれだけである。

そのようなものは知ってるだけでは何の役にもたたない。

足の硬化を知り、足の体操が必要である。

精気のない食べ物を摂らない

このごろの食べ物は格好と体裁はよいが、精気がない。

このごろの若者と似ている。

養殖されたもの・化学肥料で育てたもの・農薬がかかった野菜には精気がないのである。野菜は形はよくとも、不味い。これらの野菜がうまいと感じる人は成人病の予備軍である。気のある食べ物を好まない体質になっているからである。

このごろの若い人は、気のある食べ物を取らないから、日本人の若者は精気を失い、セックスに対する興味も失い、精子が少なくなった。

地球は自然を破壊する人類の生存を望んでないので、人類は次第に滅亡の道を歩むことになる。

気を失った食べ物

現代は人間にとって一番大切なものである気というものを無視している。口に美味く感じるもの、見栄えのよい野菜や果物を獲得するために、農薬をかけたりする。

そんな野菜は気を喪失する。自然のものは形が悪いが、気（プラナ）を十分に含んでいる。

野菜とか果物は、野生に近いものほど良い、また荒れ地に育ったものほど生命力が強いのである。

自然食はクスリ

野菜・果物栽培に手をかけて過保護にして、クスリで補助するから、病気に弱い品種を作る。

野菜・果物自体が細菌に対する抗体をもたない。

抗体をもつ野菜を食べる事によって、その野菜の抗体が体内に入るという恩恵を受ける事ができない。

いくら野菜を食べても細菌に対する抗体をもたないひ弱な体になるのである。

過保護は人間でも植物でも生命体を弱くするのである。

自然農法

自然農法によって作られた野菜は、気も細菌に対する抗体も多く含まれている。

今の農法から、完全な自然農法にすると、始めはその野菜の生命力は大変に弱いから、虫に食われて全滅する。

翌年は野菜についた虫が天敵に食べられ、次第に輪廻に従っていき、周囲に生えた草は枯れ肥料になり、ミミズが繁殖し、耕し肥料を作るのである。

このような循環を繰り返し、次第に生命力の強い植物が育っていくのであるが、結構年数がかかる。

約八年ということである。

政府が国民の健康について真に考慮するなら、農家に八年間補助するという政策をとれば強健な人間ができて、人類は繁栄するのだ。

自然の輪廻に従っている食べ物であるから、形も小さくて、味は良くないのである。

大自然の恵みは何よりのクスリ

近年の畑は農薬で汚染された土壌になってしまった。

戦前の畑の土壌は自然に近かったので、野菜は中身は濃く、気が詰まっていた。

気を十分に含んで美味しいのである。

野菜も病気にならないように、自分で防衛できる抗体を持つようになる。

自然の野菜の中には、バイキンや虫害に対する抗体が詰まっている。

このような野菜を食するということは、自然のクスリを飲むようなものである。

自然の野菜は格好はよくないが、彼らは丈夫であり、なかなか腐らないのである。

長命の元

気力

真の原因は、気力である。
気力の喪失とともに人間は死亡する。
不老長寿を望むなら、気力を充実することである。

山岳密教で修行し、その後山岳密教の信者を接待する役目を担った人は、気力マンマンで百九十五才生きた。長寿であった。
山の気はそれほど長命に効果があるのだ。

普通、人は体力が衰え死に至ると思っているが、それは間違いである。

大病院がひしめく都会よりも田舎の平均寿命のほうが高い。

長寿は現代医学の医療とは関係ないのである。

医者が特に健康で長寿でないのは、医者自身が生活習慣病を治すことが出来ないのである。

現代の医者は対症療法のみである。

人間の内臓の働き

内臓と機械

人間の内臓は機械と一緒である。

食事は燃料ではないので、燃料にするためには内臓の労働が必要である。

食べ物を食べると胃・腸だけが働くのではない。

心臓・腸内の微生物、あらゆる内臓器官が働く。

過食すると内臓が過労となり疲弊し、生活習慣病を誘引し短命になる。

ヨーガの聖典に、
『人間一人の一生に与えられた食事は一定である。早く食べたものは早く死ぬ』
とある。

金持ちと健康

金持ちは健康ではない。過食で美食である。
金持ちでスラリと痩せているものはいない。
過食すると胃が大きくなって、かかとに重心がかかり、肥満になる。

金持ちと健康と幸福

金持ち日本の幸福度は世界で十六番目くらいだ。

貧乏と言われる国が日本より上位にある。
つまり、金が幸福の一番の条件ではないということである。
結局は人間の幸福は、健康であること。
健康とは、自然に順応して生活するということである。
所詮、金は回り回るもので、自分のものではない。
しかし能力と健康は自分のものである。

日本に来たバリ人も年を取ると帰りたがる。
精神的に健康だから子供の目も生き生きとしている。
インドネシアの幸福度は世界で六番目ぐらいである。

人間の寿命

四百五十年前は人間の平均寿命は十三才であった。
現在は百二十五才以上まで生きることは可能であるという。

人間は四百五十年かかって病気の事を研究してきたので、自然治癒力は完全である。
自然治癒力を活かせるかどうかは、自分にかかっている。

昔の人は短命であったと言われているが、そうではない。彼らは精力絶倫であった。
藤原定家は七十八歳近くまで生き、二十八人の子供をつくっている。

最後の子供は七十五歳でつくったそうだ。
小林一茶も六十歳半ばで死んだそうだが、三度目の奥さんと毎夜のごとくセックスをしていたそうだ。毎夜三回から五回していたそうだ。誠に恐るべき精力である。

奈良時代から明治時代にかけて、坊さんの平均寿命は長く七十歳近くである。
特に禅僧が長く、黄檗宗七十四・二歳、曹洞宗七十三・四歳、臨済宗七十三・三歳である。

（福島県立医大グループ調べ）

農民の寿命

江戸時代に水戸藩が七十歳以上生きた人に褒美として、扶持米を出そうとしたら、沢山の人数が出てきたので、八十歳にしたそうである。

勿論、それ以前には密教の修行者である。

これに几帳されている寿命は最高は百二十五才であるが、几帳の中には百才以上がたくさん居たと思われる。

食生活の変化

しかし明治になって、欧米から肉食の習慣が入ってきて、あっという間に平均寿命が五十才になった。

日本だけではない、トンガやエスキモーも同じである。

彼ら自身持っていた食文化を失ったためである。

すべての野性の動物

動物の本能

特殊なもの以外は、その体内に時計・医者・道徳心を持っている。

彼らの生活の方法は簡単であるが、原理に従って生活しているから、正確で効果は絶大だ。

彼らの治療法は、おう吐・下痢・断食・腹式呼吸等である。

彼らは本草学の権威者のごとく、病気に応じて薬草を探し出し、それを食べて治すことが出来るのだ。

毒物を食べ物に混ぜたりしても、悪い食べ物か見分けて体に悪いものは食べない。

食べ過ぎたとき、おう吐するために草の葉を食べ、のどを刺激しておう吐する。

（注）虚（力の抜けた状態）実（力の入った状態）

笑いこそ最高の健康法

笑いと腹筋

笑いは大変な腹筋運動である。

だから年頃になると、詰まらない事にも腹が痛くなるほど笑うようになる。

自然の要求であり、出産の準備である。

笑いは腹筋運動であり、肛門とセックスが鍛錬され締まるようになる。

安産が約束される。

笑いはリラックスであり、呼吸が深くなり、血液の流れが良くなり、免疫体を強化するのである。

普段あまり笑わない人は難産となる。

反道徳行為と病気の関係

反道徳

社会において、微細であっても盗みや殺しなど反社会的な動きをする人は、犯罪行為の正当性を主張して、如何に平静を装っても、自身の心は自分の悪い行為を理解していて、自分自身を許さない本能が存在する。

顕在意識は肯定していても、潜在意識の中の良心的部分が犯した罪を許さないので、罪から上手く逃れることができた犯罪者は、精神的ストレスを負い、知らず知らずのうちに自身の心と身が病み、早死にという罰を背負い、罪を償うことになるのである。

自己反省

戦国時代の武将小早川秀秋は関ヶ原の合戦で、合戦の最中に西軍から東軍に寝返り、東軍の勝利に貢献した。合戦後、その功により宇喜多秀家の旧領のうち備前および美作五十七万石を与えられ、以降は秀詮と名をあらためた。

岡山を居城として支配にあたったが、なかなか安定せず、家中でも退身する者が多かったと言われる。
その後、西軍を裏切った精神的苦しみから、毎日大酒を飲み、関ヶ原の合戦から二年、二〇歳の若さで死亡したのである。悪事は健康に必ず影響がある。

理想的な食べ物

良い食べ物

全体を食べる完全食。鯨がオキアミを食している。人間にとって最も良い食べ物は、玄米、七分搗きが理想である。その他雑魚、丸干し等である。

悪い食べ物

白米・刺身・肉やその他、一部分を食べるものである。

ギギの話

昔地方から徳川家に鮎を献上する折、道中の途中で鮎が皆死んでしまう。

これは困ったことだと、誰が考えたか知らないが、鮎の籠に、一匹のギギを入れた。『この魚はひれで刺す。刺されると大変に痛い』それで鮎が緊張して、刺されないよう気力をふるい起こすので、死なくなり、道中無事運搬できたそうである。

飼い犬の話

小生の飼い犬がある時暴走して、行方不明になった。この飼い犬は喘息持ちだった。犬は懸命になって家に帰ろうとしたらしい。途中で捕まえた人が飼おうとしたが、食事をしなかったので、警察に届けてくれた。無事家に戻ったが、喘息が治っていたのには驚いたのである。

ガンとストレス

ストレス

ガンはストレスの病気である。小生の友人のN医師は、ある患者を末期ガンと診断。それを患者には伝えず、自宅で死ぬことを希望していた患者に「治った」といって退院させると、元気になったという経験があるという。一人や二人ではないとのこと。ガンは死病であると宣告されると死への恐怖によって気力が喪失し、亡くなる。他の医者も同様の経験をしている。

西洋医学がガンという病気を発見するまでは、ガンという病気はなかった。

早期診断こそガンの原因である。

気とガン

ガンと気の病については小生も解明できないが、ガンであることを知るとストレスがかかり自然治癒力を失うのではないかと考えている。

酵素風呂とガン

ガンは高熱に弱い。ぬかの酵素風呂にはいって治した人がいる。医者から見放されたガンの患者が酵素風呂に日に二回入ったところ、肝臓に七十八個出来ていたガンが治ったそうだ。

酵素風呂の経営者の話である。

小生もその話しを聴いて友人に勧めてみたところ、友人もガンが治った。

酵素風呂は七十度近いので、癌細胞は死滅する。

一か月以上入浴すると死滅する。

体温とガン

昔、ヨーガの教師をしていた時であるが、ヨーガの先生がガンで死亡する。二十名以上死亡した。NHKで教えていた先生もガンで亡くなった。

いまは改善されているが、ヨーガは難しい。真にヨーガを知っている人は小生以外にないのだ。

内臓の働き

人間の体は陰陽虚実であるから、外部を柔らかくすると、内臓は硬くなり働きが悪くなり、体温が下がるのである。病気にかかりやすくなる。

インドのように暑いところでは適切である体温が下がると、ガンが発病する。

人間の適食

適食

人間は歯の形から言うと、草食動物である。肉食をしていると、だんだんと体が酸性化していく。逆に草食の生活をしていると、だんだんと体がアルカリ性化してくる。

アルカリ性化した人は、野菜類が大変に好きになる。野菜が好きな人は、健康である。

日本のように四季があり気候がよく、陰性・陽性がバランス良く取れる生活をしている民族は長命である。

気候条件に当てはまらない民族は、寒地たとえば、エスキモーは陽性（肉食）の食事が必要になるが、比較的長命である。

日本の菓子

日本の菓子も優れたものが多い。黒砂糖の菓子、粟おこし等、これも気の宝庫である。また饅頭等の小豆は排泄力を強くし、体内を浄化する。

西洋の菓子

西洋の菓子は日本の菓子の様に健康のためではなく、栄養と見た目の満足のために食し、栄養過剰の病気である高血圧の元である。

米

特に玄米、胚芽米はよい食べ物である。

昔、シーボルトが連れてきた人力車夫も米を食べないと、人力を引くことが出来なくて、パンでは走れなかったそうだ。

七分搗き食べていた戦前の人間

誠に逞しいものであった。

野球の選手には年間百試合も投げて、故障もしなかった選手がいた。

相撲の取り組みは、明治時代には、投げられてもなかなか倒れなかった。

だから何度も何度も投げ合うという初切だった。

私らの時代はそこまではいかなかったが、引き分け水入りは毎日あった（明治時代の八ミリ撮影より）。

今は簡単に投げられて取り組みもすぐ終わる。

間違った食事

今の時代、大抵の人が朝起きると歯の表面のエナメル質を取る粉で歯を磨き、朝食はハムやウインナーと目玉焼きにパンという子供が多い。それでも少し考えている人はキャベツとか白菜をつけるが、農薬がかかった、生命の気の少ない野菜である。

これらはカロリーがあっても気（プラナ）は少ないものばかりである。

食べ物の陰陽

	陽性	陰性
肉	すべての動物性食品	
果物	すべての果物	夏になる果物類

穀類	玄米・そば・ゴマ・粟・稗など	麦・うどん・そうめんなど
野菜	自然薯・蓮根・人参・牛蒡・ゴマ・漬物など	サツマイモ・馬鈴薯・キャベツ・くるみ・ドングリ・カボチャ・キュウリ・ニンニク・唐辛子・バナナなど

その他

ニンニク・唐辛子は体が熱くなるが陽性ではない。血管を拡張し血液の流れを一時的によくするからである。しばらくすると涼しくなる。だから南方では辛いものが多いのである。

医者の中には昆布・その他ほうれん草等をビタミンの含有量が多いからよいと勧めているが、これらは陰性であるから多食すると体を冷し、冷え症になる。

加工

しかし陰性の食べ物でも、加工すればするほど陽に変わるのである。

豆は陰性であるが、豆腐は加工されて陽性になる。熱を加えるとますます陽性が強くなる。

塩昆布や浜納豆・大徳寺納豆は強い陽で殺菌力が強いのである。

バナナその他の果物は陽性体質の人にはよいが、陰性体質の人にはあまり良くない。

季節の食べ物

このことを知っていると、季節による選択で間違った食事をして病気になる。

夏に陽のものを食すると、熱中症になる。

冬に苺やバナナを食すると冷え性になる。

夏は陰性のものを食し、冬は陽性の完全食が最も良い食事である。

陰陽虚実理論

病気にも陰陽がある。結核は陰で、虚の病気は、ガンのように陰で実の病気と同時に羅ることはない。

結核の人はガンにならないのである。

アレルギーのように陽が強い病気にかかる人はガンにならない。ガンの人はアレルギーの抗体が少ないそうだ。

またアレルギーのように、陽の病気とガンは同時に罹らない。梅毒とマラリヤも同時に罹らない。

医者の研究は一元論で研究すると真の医学が埋もれるのだ。

針・灸

針・灸の治療の理論はここから成り立つ。

針灸によって陰に傾いたところを刺激して陽にするのである。

病気を治す

これを利用して病気の治療法（マラリヤ療法）として利用するのである。

一つの病気がなくなると別の病気が起こる。バランスである。

このような現象は病気の転移である。

マラリヤ療法は梅毒を治すより、マラリヤを治す方が簡単であるから、これを治療として利用する。

現代医学は根本的治療でないから、病気を治すより、転移させている。

ヨーガは二元論であるから、陽の病気と同時に陰の病気はないのである。

ガンは末期になると体内の信号機が破壊され、陰陽のバランスが取れなくなる。

医者は二元論を知り真の研究に進むべきである。

事実を知る

短命の人

小生の本を理解出来なかった人

長命の人

病気の原因を知っている人
小生の本を理解した人は間違いなく長命である。
餓鬼の世界から離脱した人である。

日常気をつける健康法

老化をするのは、左足からである。
人間の生命の気は左半身から入ってくる。

左半身を痛めると、生命の気は入らなくなる。
左半身を痛める一番の原因は、過食の習慣である。

過食による胃の拡大は左の腰を圧迫して左足を痛めることである。
弱った左からは生命の気を得ることは不可能である。

太る原因

人間を含み全ての動物は完全食を食することが必要である。しかし、他の動物は完全食であるにも関わらず、人間は大半の人が白米等の不完全食を食べている。誠に無知蒙昧である。

完全な健康法

胃が小さく正常であること。
呼吸が深く気腹であることである。
小食であると間違いなく気腹になる。

宿便

短命の原因

短命の原因は宿便である。鳥には宿便がない、便を溜めると重くて飛べないからである、オームは百五十才以上生きる。
毎日便が出ているから宿便がないと思っているのは間違いである。
宿便のない人は出る便が浮いている。その便は前の日に食した食べ物である。殆どの人が十五日分ほど溜めている。

便を取る
ビワ丸かビワ茶を飲むと宿便は取れる。

注　本能と右脳
本能とは先祖から受け継いだ能力であり、素晴らしい能力を持っている。
その行動を促すのが右脳である。

歯磨き粉

市販の歯磨きは危険だ。磨き砂で、綺麗になるが、歯を守っているほうろう質を取り去るのである。

長期に続けていると、ほうろう質が無くなる。

タンニンが歯を守っているので、お茶はミキサーですり粉にして、塩と混ぜ磨くとタンニンが歯を守って虫歯になることはない。

チベットヨーガ

腹式呼吸の姿勢　正座

正座で座って、胸を張らずに、普段の姿勢は少し反り身になる場合が多いが、その反り身の姿勢のまま少し前に倒す。

ほんの少し倒す。そうすると、下腹部の臍下丹田に段々と力が入る様になる。背筋を真っ直ぐにして、感覚としては幾分前に倒れ気味である。

初めは少し違和感（これが病気の原因である）を感ずるが、段々とその正しい姿勢が理解出来るようになる。

手のひらを合掌した状態から両手の親指と両手の人差し指を付けたまま、左右に開き、ひっくり返し人差し指を下に向かって下ろす、両手の親指と両手の人差し指を付けたまま腹に付ける。

触れ合う感じ

手のひらの親指と人差し指真ん中の空間の部分を、へそを真ん中にしてつけ、ここで手のひらと腹の皮膚の触れ合う感じを味わう。

真剣に触れ合う。このとき自然に腹はふくれる。意識を完全に腹に持っていくと、徐々に腹式呼吸に変わってくる、これを十分ぐらいから始め、気分がよければ、段々と時間を延ばし二十〜四十分ぐらいまで延ばす。

一日二回位がよいのである。こつを覚え健康になると、誠に楽しくなり、気分良くなる。

時間のない人は、電車の中、仕事中でも、寝る前でも、左手の手のひらだけでも脇腹に手を当てていると、腹式呼吸の訓練になり、段々と腹式呼吸ができるようになる。

この方法は心を不動にして、日常に意識の支配の訓練ができるので、簡単に自修が出来る。

腹に精神集中をするので、ここに血液が流れ込み腸の蠕動が良くなり腎臓がよく働き、宿便が出るのである。

毎日二十～四十分行うと間違いなく健康になる。

最後に

クスリを全て否定しているわけではない。二年以上命脈を保ったクスリはそれなりに効いているのではないかと思っている。

特に病は心・体・気と考えているから、こころを穏やかにする薬や、気を強化するようなクスリはよく効くのではないか。例えば朝鮮ニンジン・フカの肝臓・八目鰻・熊の胆等も気力を充実させるだろう。

結局は病気は心の苦しみを転嫁していく要素が強いので、心の苦しみがなくならないとまた病気になる率が高い。心を治すためには、いくら体を鍛えても駄目である。

心を訓練、すなわち瞑想・禅、または宗教が必要になってくる。

自身で体を治した経験を持つ小生が特に感じたのは、現代医学は今過渡期にあるのではないかと思う。

西式健康法は大変によく効く。私も病のときにやった。大変に勇気がいるが、温冷浴とか熱のある時には大変に効果があった。怪我の時には毛管運動とか、急性の病気には良く効くのである。

総　論　―カルマ

宿業である。インドではカルマが病気の原因であるとしている。何故なら業は輪廻し、同じことを繰り返す。その習慣から出ることが出来なくなる。

人間は善業をつける事である。

病気を絶対しない最もよい方法は、全体食である。

若い時に悪習慣をつけると、若い時からその人の寿命は決まってしまうのである。

若い時こそ大切である。慎重に生きたいものである。

合　掌

著者 / かめいじょーじ
（本名　亀井襄治）

昭和４年、京都生まれ。同志社大学経済学部卒業。30 歳より健康法の研究を始め、ヨーガ禅道友会教師などを務める。60 歳より 15 年間、元向嶽寺管長梅城老師に師事。「気」の効果を実証。やせる散歩法などで多数のマスコミに紹介される。90 歳になる現在も月刊「研人」で健康法について連載中。『仏陀が教えた不病長寿の道』など著書多数。

亀仙流《きせんりゅう》　気力養生訓《きりょくようじょうくん》

発行　二〇一九年四月五日　初版第1刷

著　者　かめいじょーじ

発行人　伊藤　太文
発行元　株式会社　叢文社
〒112—0014
東京都文京区関口一—四七—一二江戸川橋ビル
電　話　〇三（三五一三）五二八五
FAX　〇三（三五一三）五二八六

印　刷　モリモト印刷

定価はカバーに表示してあります。
乱丁・落丁についてはお取り替えいたします。

ISBN978-4-7947-0797-0

同時発売

健康長寿は「気力」がつくる

かめいじょーじ

病は気から。身体からの不調のサイン、気が付いていますか？
肉体は年齢とともに老化します。しかし精神＝気力がみなぎっていれば元気です。
日常の食生活や簡単足体操で気力を取り戻しましょう。

四六判　本体1000円（税別）